AF196940

Die äußerst vielseitige Autorin Ella Wolf zeichnet sich durch ihre Fähigkeit aus, sowohl Sachbücher, Romane als auch Kindergeschichten zu verfassen. In ihren literarischen Werken beeindruckt sie durch einen lebendigen und anschaulichen Schreibstil, der nicht selten von ihren eigenen Aquarellbildern begleitet wird. Die besondere Hingabe von Ella Wolf zur Natur und zu Tieren findet eindrucksvollen Ausdruck in sämtlichen ihrer Publikationen.

«Im Glanzpunkt des Lebens zwischen Sternenstaub und Bodenhaftung tanzt der Steinbock auf dem schmalen Grat der Erfolgsgipfel. Allzeit bedacht, stets beständig, beharrlich auf dem Weg zum höchsten Gipfel seines Sternzeichen-Berges.»

Ella Wolf

Der Steinbock-Kompass

Eine Tiefenanalyse der Zielstrebigen

tredition

© 2023 Ella Wolf
Umschlag, Illustration: Ella Wolf
Lektorat, Korrektorat: Ella Wolf
Web: www.ella-wolf.de

Druck und Distribution im Auftrag Ella Wolf:
tredition GmbH, Halenreie 40–44, 22359 Hamburg, Deutschland

ISBN
Paperback   978-3-384-08708-9
E-Book   978-3-384-08709-6

Inhaltsverzeichnis

Vorwort

Liebe Leserinnen und Leser,

es ist mir eine große Freude, dass ich Sie in die faszinierende Welt des Sternzeichens Steinbock entführen darf. In diesem Buch begeben wir uns auf eine tiefgehende Reise, um die einzigartigen Charaktereigenschaften dieses besonderen Erdzeichens zu erkunden.

Der Steinbock, ein Symbol der Beständigkeit und Zielstrebigkeit, offenbart uns eine Persönlichkeit, die sowohl von Ehrgeiz als auch von außergewöhnlicher Empathie geprägt ist. Die Bergziege, wie sie liebevoll genannt wird, erklimmt die Gipfel des Lebens mit einer ruhigen Ausdauer und einem klaren Ziel vor Augen.

In den folgenden Seiten werden wir die tiefen Abgründe des Steinbock-Geistes durchqueren – von seiner ausgeprägten Praktikabilität bis zu seinem warmen, aber oft versteckten Herzen. Wir werden uns den Stärken, Schwächen und verborgenen Schätzen dieser Persönlichkeit nähern, die so vielfältig und einzigartig sind wie die Berglandschaften, die sie symbolisiert.

Ob Sie selbst ein stolzer Steinbock sind oder sich einfach für die Sterne und ihre Geheimnisse interessieren, hoffe ich, dass dieses Buch Ihnen nicht nur ein tieferes Verständnis für das Sternzeichen Steinbock vermittelt, sondern auch die Freude und den Respekt für die Einzigartigkeit eines jeden Menschen stärkt.

Möge diese Reise durch die Sternenkonstellationen nicht nur Ihr Wissen erweitern, sondern auch Ihre Wertschätzung für die Besonderheiten, die uns alle zu den wundervollen Individuen machen, die wir sind.

Mit herzlichen Grüßen

Ella Wolf

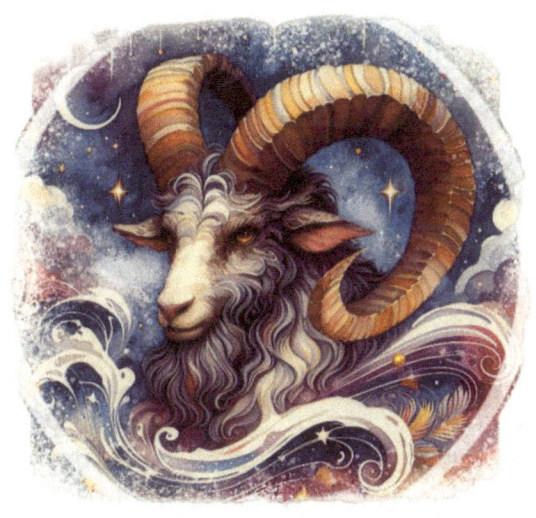

Der Steinbock

22. Dezember - 20. Januar

Eine Komödie der kosmischen Klippen

Im Universum der Sternzeichen spielt der Steinbock die Hauptrolle, eine ernsthafte, ambitionierte und durchsetzungs-starke Figur, die jedoch auch ihre ganz eigenen humorvollen Eigenarten hat.

Die kosmische Aufgabenliste

Der Steinbock wird oft als der fleißige Workaholic des Tierkreises beschrieben. Stellen Sie sich vor, wie der Steinbock eine To-do-Liste für das gesamte Universum erstellt. Sonne aufgehen lassen – erledigt. Planeten in Umlaufbahnen platzieren – abgehakt. Galaxien neu ordnen – im Gange. Doch während er so durch das Universum eilt, entdeckt er, dass sogar Sterne mal einen freien Tag benötigen.

Die intergalaktische Karriereleiter

Der Steinbock hat einen besonderen Platz auf der intergalaktischen Karriereleiter. Er plant nicht nur den Aufstieg auf der Erde, sondern hat auch einen Masterplan für die Planeten, Monde und Sterne. Stellen Sie sich vor, wie er in einem Meeting mit Mars und Venus sitzt und über die nächste große himmlische Fusion verhandelt. Saturn könnte etwa eine trendige, neue Schmuck-Kollektion einführen.

Die Steinbock-Komödie

Die Steinbock-Persönlichkeit hat eine komische Seite, die oft übersehen wird. Stellen Sie sich vor, wie der Steinbock versucht, den Mond dazu zu bringen, in einer geraden Linie zu bleiben, nur um festzustellen, dass selbst Himmelskörper gelegentlich eine chaotische Tendenz haben. Oder wie er versucht, den Sternschnuppen zu erklären, dass sie auf seiner Wunschliste stehen.

In der humorvollen Galaxie der Sternzeichen ist der Steinbock vielleicht der Stern, der am ernstesten leuchtet, aber auch derjenige, der die kosmischen Lachmuskeln am meisten trainiert.

Der Steinbock und sein Outfit

In der Modewelt des Tierkreises spielt der Steinbock die Hauptrolle als der elegante Trendsetter, der sich auf dem Gipfel des Modebergs sicher bewegt.

Stilvoller Business-Gipfel

Bildlich gesprochen trägt der Steinbock einen maßgeschneiderten Anzug, während er auf dem Gipfel des Karrierebergs steht. Sein Outfit strahlt Professionalität und Klasse aus. Er kennt den Wert von zeitloser Eleganz und präsentiert sich in gedeckten Farben, die seine ernsthafte, aber zugleich raffinierte Persönlichkeit unterstreichen.

Accessoires als Gipfelstürmer

Der Steinbock ist bekannt für seine Liebe zu hochwertigen Accessoires. Denken Sie an eine edle Armbanduhr, eine Designer-Brille oder eine perfekt gebundene Krawatte. Diese Accessoires sind für ihn wie Gipfelmarken auf dem Berg der Mode.

Praktisch und dennoch stilvoll

Der Steinbock legt Wert auf praktische Kleidung, die seinen geschäftigen Lebensstil unterstützt. Eine wetterfeste Jacke, robuste Stiefel und eine stilvolle Aktentasche sind unverzichtbare Bestandteile seines Outfits. Er ist schließlich bereit, den Mode-Gipfel bei jedem Wetter zu erklimmen.

Der Steinbock im Freizeit-Look

Selbst auf dem Gipfel des Modebergs kann der Steinbock seinen Stil nicht verbergen. In seiner Freizeit mag er es vielleicht entspannter, aber gleichwohl elegant. Ein hochwertiger Pullover, klassische Jeans und elegante Sneaker sind die Grundlagen seines lockeren, aber dennoch stilvollen Freizeitlooks.

Eroberung des Abendmode-Gipfels

Wenn es um formelle Anlässe geht, erobert der Steinbock den Glanzpunkt der Abendmode. Ein maßgeschneiderter Smoking oder ein elegantes Abendkleid – er kennt die Kunst, sich für den Gipfel der Eleganz zu kleiden.

In der Modewelt des Sternzeichens Steinbock gilt: Stilvoll sein bedeutet, den Gipfel der Persönlichkeit zu erreichen und dabei immer elegant auszusehen.

Der Steinbock, die Kunst, Ästhetik in Farben und Formen.

Der Steinbock hat einen feinen Sinn für Ästhetik, der sich in seinen Vorlieben für Farben, Formen und Kunst widerspiegelt.

Farben der Stabilität

Der Steinbock schätzt klassische, zeitlose Farben, die Stabilität und Verlässlichkeit ausstrahlen. Erdtöne wie Dunkelbraun, Tannengrün und Schiefergrau sind seine Favoriten. Diese Farben repräsentieren die Ruhe und Gelassenheit, die der Steinbock inmitten seines geschäftigen Lebens schätzt.

Formen der Beständigkeit

Die Liebe des Steinbocks zu klaren Linien und Strukturen zeigt sich in seiner Vorliebe für geometrische Formen. Rechtecke, Dreiecke und quadratische Muster sind in seinem Umfeld zu finden. Diese Formen symbolisieren Beständigkeit und die klaren Konturen, nach denen der Steinbock strebt.

Kunst, die Geschichten erzählt

Der Steinbock ist kein Fan von übermäßigem Kitsch oder extravaganten Kunstwerken. Er schätzt Kunst, die Geschichten erzählt und eine klare Botschaft vermittelt. Realistische Gemälde, Skulpturen mit klaren Linien und Fotografien mit tiefgründiger Bedeutung faszinieren den Steinbock.

Kunsthandwerkliche Meisterwerke

Für den Steinbock zählt die Qualität mehr als die Quantität. Handgefertigte Kunstobjekte, sei es eine kunstvoll gefertigte Holzskulptur oder ein handgewebter Teppich, finden in seinem Zuhause einen besonderen Platz. Diese Kunstwerke repräsentieren für ihn Ausdauer und die sorgfältige Handarbeit, die er schätzt.

Kunst als Inspiration

Der Steinbock lässt sich gerne von der Kunst inspirieren. Gemälde, die Natur und Landschaften darstellen, sind besonders ansprechend. Sie erinnern ihn an die Schönheit der Welt und dienen als Quelle der Inspiration für seine eigene Kreativität.

In der Welt der Farben, Formen und Kunst bevorzugt der Steinbock die Schlichtheit, Beständigkeit und Qualität. Jeder Pinselstrich, jede Linie und jeder Farbton in seinem Umfeld sind mit Bedacht gewählt, um eine Umgebung zu schaffen, die seiner stabilen und dennoch raffinierten Natur entspricht.

Das Reich des Steinbocks

Ein Blick ins Heim des Bodenständigen

Willkommen im Reich des Steinbocks, wo Stabilität auf Raffinesse trifft und die praktische Eleganz im Mittelpunkt steht.

Minimalistisches Meisterwerk

Das Wohnzimmer des Steinbocks ist ein Paradebeispiel für minimalistisches Design. Klare Linien, dezente Farbpalette und hochwertige Möbel schaffen eine Umgebung der Ruhe und Ordnung. Hier gibt es keinen Platz für überflüssigen Schnickschnack.

Die Magie der Erdtöne

Der Steinbock bevorzugt eine Farbpalette, die die Natur widerspiegelt. Erdtöne wie Schokoladenbraun, Olivgrün und Grau dominieren die Wände und Möbel. Diese Farben schaffen eine warme und einladende Atmosphäre.

Qualität über Quantität

Im Schlafzimmer des Steinbocks steht Qualität über Quantität. Ein hochwertiges Bett, kuschelige Decken und bequeme Kissen sind die Hauptakteure. Hier wird nach einem anstrengenden Tag erholsamer Schlaf großgeschrieben.

Arbeitsplatz der Effizienz

Das Büro des Steinbocks ist ein Ort der Effizienz. Ein geräumiger Schreibtisch, ergonomischer Stuhl und gut organisierte Ablagen sorgen für eine produktive Arbeitsumgebung. Hier regiert die Praktikabilität.

Die Küche als Genusszone

In der Küche des Steinbocks findet man hochwertige Utensilien und eine gut durchdachte Anordnung. Kochen ist hier nicht nur eine Notwendigkeit, sondern eine kreative Entfaltung. Die Liebe zu frischen Zutaten und gesunden Mahlzeiten spiegelt sich wider.

Die Bibliothek der Weisheit

Das Bücherregal des Steinbocks ist eine Schatzkammer der Weisheit. Klassiker, Sachbücher und inspirierende Werke füllen die Regale. Hier verbringt der Steinbock ruhige Stunden, um sein Wissen zu erweitern.

Garten der Erholung

Der Garten des Steinbocks ist eine Oase der Ruhe. Ordentlich angelegte Beete, hochwertige Gartenmöbel und vielleicht sogar ein Gemüsegarten – hier kann der Steinbock die Natur in vollen Zügen genießen.

Kleine Details, große Bedeutung

Im gesamten Heim des Steinbocks findet man sorgfältig ausgewählte Details. Ein Kunstwerk an der Wand, handgefertigte Dekorationen und persönliche Erinnerungsstücke geben dem Raum Persönlichkeit.

Das Zuhause des Steinbocks ist mehr als nur ein Ort zum Wohnen; es ist eine Inszenierung der eigenen Werte und Prinzipien. Hier wird die Verbindung von Funktionalität und Stil in perfekter Harmonie zelebriert.

Das kreative Universum des Steinbocks, Hobbys und Leidenschaften

Der Steinbock verfügt über ein überraschend vielfältiges Spektrum von Hobbys und kreativen Ausdrucksformen.

Bergsteigen

Gipfelsturm als Lebensmetapher

Der Steinbock fühlt sich auf den Gipfeln der Berge zu Hause. Das Bergsteigen ist nicht nur ein Hobby, sondern eine Lebensmetapher. Die Herausforderung, die Spitze zu erreichen, spiegelt den unermüdlichen Ehrgeiz und die Ausdauer des Steinbocks wider.

Gartenarbeit

Die Erde als kreatives Medium.

Die Gartenarbeit ist für den Steinbock mehr als nur ein Hobby. Sie ist eine kreative Entfaltung auf heimischem Boden. Vom Anlegen perfekter Beete bis zur Pflege von exotischen Pflanzen – der Garten des Steinbocks ist eine Oase der Ordnung und Schönheit.

Handwerkskunst

Präzision und Perfektion

Die handwerklichen Fähigkeiten des Steinbocks sind beeindruckend. Ob es um das Herstellen von Möbeln, das Stricken von Pullovern oder das Schnitzen von Holzfiguren geht – Präzision und Perfektion sind oberstes Gebot.

Buchbinderei

Die Liebe zur geschriebenen Kunst.

Das Binden von Büchern ist eine Leidenschaft des Steinbocks, die seine Liebe zur geschriebenen Kunst widerspiegelt. Selbstgemachte Notizbücher, kunstvoll gebunden, sind ein Ausdruck seiner Wertschätzung für Literatur und Handwerkskunst.

Astronomie

Den Sternen auf der Spur.

Die Faszination des Steinbocks für den Himmel geht über das tägliche Horoskop hinaus. Die Beschäftigung mit Astronomie, Sternbilder und Planeten sind eine Quelle der Inspiration und ein Ventil für seine natürliche Neugier.

Kulinarische Kreationen

Ein Meisterkoch in der Küche.

Der Steinbock erweist sich in der Küche als wahres Kochtalent. Das Experimentieren mit Rezepten, das Kreieren eigener Gerichte und das Anrichten von Speisen als Kunstwerk sind Ausdrucksformen seiner kulinarischen Kreativität.

Fotografie

Die Welt durch die Linse sehen

Die Fotografie ermöglicht dem Steinbock, die Welt mit einem Auge für Details und Komposition zu betrachten. Jeder Schnappschuss wird mit Bedacht gewählt, um die Schönheit im Alltäglichen einzufangen.

Inmitten seiner scheinbar ernsten Natur verbirgt der Steinbock eine Fülle von kreativen Leidenschaften. Diese Hobbys sind nicht nur Ausdruck seiner Persönlichkeit, sondern auch Ventile für seine künstlerische Seite, die oft unterschätzt wird.

Die kulinarischen Freuden des Steinbocks und seine Gourmet-Reise

Der Steinbock überrascht mit einem kulinarischen Geschmacksspektrum, das so vielfältig ist wie seine Ambitionen im Leben.

Traditionelle Hausmannskost

Herzhaft und bodenständig

Der Steinbock fühlt sich in der Welt der traditionellen Hausmannskost zu Hause. Ein deftiger Eintopf, ein herzhaftes Gulasch oder ein klassischer Braten stehen hoch im Kurs. Diese Gerichte spiegeln seine Wertschätzung für bewährte Rezepte und solide Handwerkskunst wider.

Bergbauernküche

Inspiriert von den Höhen der Natur

Als Liebhaber der Berge schätzt der Steinbock die Küche der Bergbauern. Käsespezialitäten, frische Almkräuter und herzhafte Gerichte, die die rauen Berglandschaften widerspiegeln, stehen auf seinem Speiseplan.

Geschmackvolle Pasta Gerichte

Perfektion auf dem Teller.

Die Liebe des Steinbocks zur Perfektion spiegelt sich in feinen und appetitlichen Pasta Gerichten wider. Hausgemachte Nudeln, sorgfältig zubereitete Soßen und das Spiel mit Gewürzen machen diese Speise zu einer seiner kulinarischen Vorlieben.

Qualität über Quantität

Geschmackvolles Fleisch und feiner Fisch.

Der Steinbock schätzt Qualität über Quantität. Ein saftiges Steak, zart gegarter Fisch oder ein Stück hochwertiges Geflügel sind die bevorzugten Proteinquellen, die seinen anspruchsvollen Gaumen erfreuen.

Traditionelle Backwaren

Süße Verführungen

Der Steinbock hat eine Schwäche für traditionelle Backwaren. Ein Stück Apfelstrudel, eine Schüssel mit Pflaumenknödeln oder ein saftiger Marmorkuchen können seine süße Seite wecken.

Nachhaltige Küche

Gesunde Leckereien

Der Steinbock, der Nachhaltigkeit schätzt, findet Gefallen an gesunden Leckereien. Frisches Gemüse, lokale Produkte und Vollkornvarianten stehen auf seinem Einkaufszettel, um eine ausgewogene und nahrhafte Ernährung zu gewährleisten.

Kaffee und schokoladige Genüsse

Aufmunterung für den Tag

Um seine Energiereserven aufzutanken, greift der Steinbock gerne zu einer Tasse hochwertigen Kaffees und verwöhnt sich mit schokoladigen Genüssen. Ein Stück dunkle Schokolade oder ein sorgfältig zubereitetes Dessert runden seine Mahlzeiten ab.

In der Welt des Steinbocks ist Essen nicht nur eine Notwendigkeit, sondern eine Gelegenheit, seine Liebe zu Qualität, Tradition und Genuss zu zelebrieren. Seine kulinarischen Vorlieben spiegeln seine anspruchsvolle Natur und seine Fähigkeit, das Leben in vollen Zügen zu genießen, wider.

Der Steinbock als Gastgeber

Eine Mischung aus Raffinesse und Herzlichkeit

Wenn der Steinbock die Rolle des Gastgebers übernimmt, verwandelt sich sein ernsthafter Charakter in eine Mischung aus Raffinesse und herzlicher Fürsorge.

Gut durchdachte Planung

Jeder Anlass verdient Perfektion

Der Steinbock ist bekannt für seine sorgfältige Planung und Vorbereitung. Als Gastgeber stellt er sicher, dass jeder Aspekt eines Anlasses durchdacht ist – von der Tischdekoration bis zur Menüauswahl. Perfektion ist sein Maßstab.

Elegante Tischkultur

Ein Fest für die Sinne

Die Tischkultur des Steinbocks spiegelt seinen Sinn für Ästhetik wider. Von stilvoller Tischwäsche bis zu feinem Porzellan achtet er auf jedes Detail. Sein Ziel ist es, eine Atmosphäre zu schaffen, die die Sinne anspricht.

Herzliche Gastfreundschaft

Gäste sollen sich wie zu Hause fühlen

Obwohl der Steinbock für seine Ernsthaftigkeit bekannt ist, zeigt er als Gastgeber eine warme und herzliche Seite. Er legt großen Wert darauf, dass sich seine Gäste willkommen und wie zu Hause fühlen. Freundlichkeit und Fürsorglichkeit prägen seine Gastfreundschaft.

Exzellente kulinarische Auswahl

Qualität über Quantität

In der Küche des Steinbocks steht Qualität über Quantität. Er wählt sorgfältig die besten Zutaten aus und präsentiert exzellente kulinarische Kreationen. Die Geschmacksknospen seiner Gäste sollen eine wahre Gaumenfreude erleben.

Aufmerksamkeit für Details

Kleine Dinge, große Wirkung

Die Aufmerksamkeit des Steinbocks für Details macht den Unterschied. Er legt Wert auf kleine Gesten, sei es eine persönliche Begrüßung, individuelle Aufmerksamkeiten für die Gäste oder die Berücksichtigung persönlicher Vorlieben.

Geduldiger Gastgeber

Gelassenheit in jeder Situation

In Stresssituationen bewahrt der Steinbock als Gastgeber seine Ruhe und Gelassenheit. Er nimmt Herausforderungen mit Geduld an und sorgt dafür, dass der Anlass reibungslos verläuft. Sein Ziel ist es, eine entspannte Atmosphäre zu schaffen.

Kultur und Unterhaltung

Ein vielseitiges Erlebnis

Der Steinbock integriert gerne Kultur und Unterhaltung in seine Veranstaltungen. Sei es durch musikalische Darbietungen, kunstvolle Dekorationen oder interessante Gespräche – er strebt danach, seinen Gästen ein vielseitiges Erlebnis zu bieten.

In der Rolle des Gastgebers zeigt der Steinbock, dass Ernsthaftigkeit und Herzlichkeit Hand in Hand gehen können. Seine Gastgeberqualitäten spiegeln seine Liebe zur Perfektion und sein Bestreben wider, jedem Anlass eine besondere Note zu verleihen.

Der Steinbock und seine Liebe zu Geschenken

Das praktische und zielstrebige Sternzeichen Steinbock schätzt Geschenke, die sowohl funktional als auch stilvoll sind.

Geschenke, die der Steinbock gerne erhält

Organisationshilfen

Ein hochwertiger Terminplaner, eine edle Schreibtischunterlage oder ein Organizer für den Alltag – Steinböcke lieben es, gut organisiert zu sein, um ihre ehrgeizigen Ziele zu erreichen.

Elegante Accessoires

Ein zeitloses Armband, eine stilvolle Uhr oder eine schicke Handtasche können die ernsthafte Seite des Steinbocks unterstreichen, während sie gleichzeitig einen Hauch von Luxus bieten.

Qualitätsarbeit

Steinböcke schätzen Handwerkskunst und Qualität. Ein handgefertigtes Lederprodukt, eine maßgeschneiderte Kleidung oder ein hochwertiges Küchenutensil können genau den Geschmack des Steinbocks treffen.

Karriereorientierte Bücher

Inspirierende Bücher über Erfolg, Management oder persönliche Entwicklung könnten dem Steinbock wertvolle Einblicke und Motivation bieten.

Outdoor-Ausrüstung

Da Steinböcke oft einen Hang zur Natur haben, könnten Ausrüstung für Outdoor-Aktivitäten wie Wandern, Camping oder Skifahren eine großartige Geschenkidee sein.

Geschenke, die der Steinbock gerne macht

Selbstgemachte Leckereien

Steinböcke haben oft eine Vorliebe für Kulinarik. Selbstgemachte Leckereien wie Marmelade, Gewürze oder ein Gourmet-Abendessen könnten von Herzen kommen.

Praktische Gutscheine

Steinböcke denken gerne voraus. Gutscheine für Dienstleistungen wie Hausreinigung, Massage oder Autowartung könnten als nützliche Geschenke dienen.

Handgefertigte Geschenke

Selbstgemachte Gesten wie Strickwaren, Holzarbeiten oder personalisierte Kunstwerke zeigen dem Empfänger, dass der Steinbock Zeit und Mühe investiert hat.

Qualitätsprodukte für den Alltag

Ein hochwertiges Küchengerät, stilvolle Büroartikel oder ein exklusiver Kaffeebereiter könnten als Geschenke dienen, die im Alltag oft Verwendung finden.

Nachhaltige Produkte

Steinböcke sind oft umweltbewusst. Geschenke, die Nachhaltigkeit fördern, wie wiederverwendbare Trinkflaschen, umweltfreundliche Tücher oder nachhaltige Mode, könnten ihre Zustimmung finden.

Der Steinbock und seine Finanzen

Der Steinbock ist bekannt für seine ernsthafte und pragmatische Herangehensweise in Geldangelegenheiten. Sein Umgang mit Finanzen spiegelt oft seine zielstrebige Natur wider.

Das Sparmeister-Genie

Der Steinbock hat ein natürliches Talent dafür, Geld zu sparen. Sein innerer Sparmeister findet stets Wege, Ausgaben zu optimieren und Budgets effizient zu gestalten. Wenn andere vielleicht impulsiv shoppen, ist der Steinbock der Meister der Vernunft.

Investieren mit Bedacht

Der Steinbock betrachtet Investitionen als eine Art Bergbesteigung. Er plant sorgfältig, bevor er den Gipfel erreicht, und wählt Investments mit Bedacht aus. Langfristige und stabile Optionen sind eher sein Stil als riskante Unternehmungen.

Verhandlungsprofi

Wenn es um Geschäfte geht, ist der Steinbock ein echter Verhandlungsprofi. Seine Fähigkeit, hart zu verhandeln, könnte als «Geld sparen in Aktion» betrachtet werden. Seine Verhandlungstaktiken sind so geschickt, dass er den besten Deal für sich herausholt.

Karriereinvestment

Der Steinbock betrachtet seine Karriere oft als das wichtigste Investment seines Lebens. Er investiert Zeit, Energie und Lernbereitschaft, um auf der Karriereleiter aufzusteigen. Ein guter Job und finanzielle Sicherheit sind für ihn Meilensteine auf dem Weg zum Gipfel.

Sparsam, aber nicht geizig

Während der Steinbock ein Händchen fürs Sparen hat, ist er nicht geizig. Er versteht den Wert von Qualität und investiert gerne in Dinge, die eine langfristige Rendite versprechen. Für ihn ist Sparsamkeit eine Tugend, aber nicht auf Kosten der Lebensqualität.

Finanzplanung als Bergtour

Die Finanzplanung eines Steinbocks ähnelt einer Bergtour. Er plant jeden Schritt, überprüft sein Budget wie auf einer Karte und bleibt auf Kurs, um finanzielle Gipfel zu erreichen. Finanzielle Stabilität ist für ihn der Höhepunkt des Erfolgs.

Das Sparen im Alltag

Der Steinbock sucht nach Möglichkeiten, im Alltag zu sparen. Gutscheine, Sonderangebote und Rabatte sind seine Begleiter. Er könnte behaupten, dass das Finden eines großartigen Deals genauso befriedigend ist wie das Erobern eines Gipfels.

Insgesamt kann man sagen, dass der Steinbock mit Geld gut umgeht. Mit einer klaren Vision, einem strukturierten Plan und der Entschlossenheit, jeden finanziellen Gipfel zu erklimmen.

Der Steinbock und seine Karriere

Der Steinbock betrachtet seine Karriere als einen majestätischen Berggipfel, den es zu erklimmen gilt. Sein beruflicher Weg ist geprägt von Ehrgeiz, Ausdauer und einem klaren Blick für die Spitze.

Der Gipfelstürmer

Der Steinbock hat das ultimative berufliche Ziel vor Augen, den Gipfel des Erfolgs zu erreichen. Mit einer eisernen Entschlossenheit arbeitet er hart daran, seine Karriereleiter Stufe für Stufe zu erklimmen und dabei jede Herausforderung wie die Besteigung eines steilen Bergpfads anzugehen.

Strukturierte Arbeitsweise

In der Arbeitswelt ist der Steinbock bekannt für seine strukturierte und methodische Arbeitsweise. Er plant und organisiert seine Aufgaben sorgfältig, als würde er einen detaillierten Routenplan für den beruflichen Aufstieg erstellen.

Zielorientierung

Der Steinbock arbeitet nicht nur für den Gehaltsscheck – er hat klare berufliche Ziele vor Augen. Diese Ziele dienen ihm als Navigationspunkte auf seinem Weg zum Gipfel des beruflichen Erfolgs.

Hartnäckigkeit im Job

Wie ein Bergsteiger, der nicht vor einem Felsvorsprung zurückschreckt, zeigt der Steinbock im Job eine beeindruckende Hartnäckigkeit. Hindernisse sind für ihn Herausforderungen, die es zu überwinden gilt.

Die Karriereleiter als Aufstiegsroute

Die Karriereleiter ist für den Steinbock die optimale Route zum Gipfel. Er erklimmt jede Stufe mit Bedacht, sammelt unterwegs Erfahrungen und verbessert kontinuierlich seine Fähigkeiten.

Führungsqualitäten

Der Steinbock kann in Führungspositionen glänzen. Seine Fähigkeit, klare Ziele zu setzen und das Team auf diese Zielpunkte auszurichten, macht ihn zu einem natürlichen Anführer – einem Gipfelstürmer, der seine Gefährten mitnimmt.

Berufswege als Expeditionen

Jeder Jobwechsel oder berufliche Aufstieg wird vom Steinbock als Expedition betrachtet. Er plant sorgfältig, packt seine berufliche Ausrüstung ein und geht voller Entschlossenheit auf die nächste Etappe seiner Karriere-Reise.

Professionelle Ausdauer

Wie ein Bergsteiger, der sich den Wetterbedingungen anpasst, zeigt der Steinbock eine bemerkenswerte Ausdauer in seiner Karriere. Auch wenn der Weg steil wird, hält er durch und geht Schritt für Schritt weiter.

Bergsteiger-Netzwerke

Der Steinbock erkennt den Wert von beruflichen Netzwerken. Er knüpft Beziehungen an, als würde er Seile zu anderen Bergsteigern spannen – eine Absicherung für den Aufstieg und Austausch von Erfahrungen.

Insgesamt betrachtet der Steinbock seine berufliche Reise als eine Expedition zum Gipfel des Erfolgs. Seine Arbeitsethik, Ausdauer und klare Zielsetzung machen ihn zu einem inspirierenden Kollegen auf dem Weg nach oben.

Der Steinbock und seine Urlaubspläne

Der Steinbock betrachtet Urlaub und Reisen als eine sorgfältig geplante Expedition, die sowohl Entspannung als auch die Möglichkeit, neue Gipfel zu erkunden bietet.

Planung ist alles

Der Steinbock beginnt seine Urlaubsplanung Monate im Voraus. Jedes Detail wird sorgfältig recherchiert, vom Reiseziel über die Unterkunft hin zu den geplanten Aktivitäten. Sein Reiseplan ist so strukturiert wie ein gut organisiertes Bergsteiger-Expeditionsjournal.

Kultur und Geschichte entdecken

Steinböcke sind intellektuelle Entdecker. Sie bevorzugen Reiseziele mit reicher Geschichte, kultureller Vielfalt und beeindruckender Architektur. Ein Urlaub ohne den Besuch von Museen, historischen Stätten und Kunstgalerien ist für sie kaum vorstellbar.

Aktive Erholung

Für den Steinbock ist Entspannung nicht gleichbedeutend mit Faulenzen am Strand. Er bevorzugt aktive Erholung, sei es Wandern in den Bergen, Skifahren, Klettern oder andere Outdoor-Aktivitäten. Der Urlaub ist für ihn auch eine Gelegenheit, physische Herausforderungen anzunehmen.

Finanzielle Planung

Auch im Urlaub behält der Steinbock seine finanzielle Disziplin bei. Er plant sein Budget genauso sorgfältig wie sein Reiseprogramm und stellt sicher, dass er die besten Angebote für Unterkünfte, Transport und Aktivitäten bekommt.

Selfies mit Gipfelblick

Der Steinbock dokumentiert jeden Gipfel seines Urlaubs mit präzisen Fotos. Ob auf einem Berggipfel oder vor einem historischen Denkmal – seine Selfies sind strategisch platzierte Erinnerungen an seine Reiseerfolge.

Lokale Küche genießen

Steinböcke sind Feinschmecker und lieben es, lokale Spezialitäten zu probieren. Sie lassen sich von lukullischen Erlebnissen überraschen und sind immer bereit, neue Gerichte zu entdecken, wenngleich dies bedeutet, ihre kulinarischen Grenzen zu erweitern.

Souvenir mit Bedeutung

Jedes Souvenir, das der Steinbock mit nach Hause bringt, hat eine tiefere Bedeutung. Es könnte ein handgefertigtes Kunstwerk eines lokalen Künstlers oder ein Gestein vom höchsten Punkt seiner Reise sein. Jeder Gegenstand erzählt eine Geschichte.

Zeit für Reflexion

Während andere im Urlaub entspannen, nutzt der Steinbock die Zeit auch für persönliche Reflexion. Er überlegt, welche Gipfel er bisher erklommen hat und welche noch vor ihm liegen. Der Urlaub dient ihm als inspirierende Auszeit.

Insgesamt betrachtet der Steinbock den Urlaub als eine Gelegenheit, sowohl körperlich als auch geistig zu wachsen. Seine reisende Natur spiegelt seine Bestrebungen nach persönlichem und beruflichem Fortschritt wider.

Der Steinbock und seine sportlichen Aktivitäten

Eine Perspektive auf die sportlichen Vorlieben dieses Sternzeichens.

Bergsteigen als Lebenselixier

Für den Steinbock ist Bergsteigen nicht ausschließlich Sport, sondern eine Lebensphilosophie. Der Gipfel ist für ihn nicht nur der höchste Punkt einer Bergkette, sondern ein Symbol für persönlichen Erfolg.

Wandern als Meditation

Wandern ist für den Steinbock nicht nur eine körperliche Aktivität, sondern eine Art der Meditation. Er schätzt die Ruhe der Natur und nimmt sich Zeit, um in der Stille der Berge über seine Ziele und Pläne nachzudenken.

Skifahren mit Eleganz

Ob auf den majestätischen Alpen oder in anderen verschneiten Gebieten – Skifahren ist eine Sportart, die der Steinbock mit Eleganz und Präzision beherrscht. Die Pisten sind seine persönlichen Abenteuerbahnen.

Klettern für die Herausforderung

Klettern ist für den Steinbock nicht nur ein Sport, sondern eine ständige Herausforderung. Das Erklimmen steiler Felsen spiegelt seine Entschlossenheit wider, und der Blick vom Gipfel belohnt seine Anstrengungen.

Golf als strategisches Spiel

Golf ist der Sport, den der Steinbock für seine strategische Natur schätzt. Er betrachtet jedes Loch wie ein Ziel, das mit Präzision und Überlegung erreicht werden muss. Das Grün ist sein persönliches Spielfeld.

Yoga für innere Balance

Der Steinbock integriert Yoga in seine sportliche Routine nicht nur für die körperlichen Vorteile, sondern auch für die innere Balance. Die Verbindung von Körper und Geist ist für ihn entscheidend.

Marathon als Langstreckenziel

Langstreckenläufe wie Marathons sind für den Steinbock eine Möglichkeit, seine Ausdauer und Entschlossenheit unter Beweis zu stellen. Jeder Kilometer ist ein Schritt in Richtung seiner persönlichen Meisterschaft.

Fitness als Teil der Routine

Fitness ist für den Steinbock kein Trend, sondern ein fester Bestandteil seiner täglichen Routine. Er sieht darin eine Investition in seine Gesundheit und mentale Ausdauer.

Tennis für das Duell

Tennis ist der Sport, den der Steinbock für die Herausforderung des Duells schätzt. Das Netz ist für ihn nicht nur eine physische Barriere, sondern eine Metapher für die Hindernisse im Leben, die es zu überwinden gilt.

Radfahren als Freiheitsakt

Radfahren ermöglicht dem Steinbock, seine Umgebung zu erkunden und gleichzeitig aktiv zu sein. Jeder Tritt in die Pedale ist ein Schritt in Richtung Unabhängigkeit und Freiheit.

Zusammenfassend ist der Steinbock im Sport nicht nur ein Athlet, sondern ein Entdecker und Stratege. Jede Sportart ermöglicht ihm, seine Ambitionen zu verfolgen und gleichzeitig körperlich und mental zu wachsen.

Der Steinbock und das Wohlbefinden

Worauf dieses Sternzeichen bei der Pflege von Geist und Körper besonders achtet.

Körper als Tempel

Der Steinbock betrachtet seinen Körper als Tempel und pflegt ihn dementsprechend. Regelmäßige Fitnessübungen, eine ausgewogene Ernährung und ausreichend Schlaf sind für ihn keine Optionen, sondern Pflichten.

Strategische Entspannung

Entspannung ist für den Steinbock kein zufälliges Ereignis, sondern Teil einer strategischen Planung. Ob Yoga, Meditation oder ein ruhiger Spaziergang, er plant bewusst Momente der Erholung ein, um geistige Klarheit zu bewahren.

Gesunde Ernährung als Lebensstil

Gesunde Ernährung ist für den Steinbock kein kurzfristiges Ziel, sondern ein Lebensstil. Er achtet darauf, ausgewogene Mahlzeiten zu sich zu nehmen, die nicht nur seinen Geschmackssinn ansprechen, sondern auch seine körperlichen Bedürfnisse erfüllen.

Wasser als Lebenselixier

Der Steinbock betrachtet Wasser nicht nur als Durstlöscher, sondern als Lebenselixier. Ausreichende Flüssigkeitszufuhr ist für ihn unverzichtbar, um sowohl körperlich als auch geistig leistungsfähig zu bleiben.

Organisation im Wellness-Gang

Wellness ist für den Steinbock nicht chaotisch, sondern organisiert. Ob es Sauna-Tage, Spa-Wochenenden oder Massagen sind, er plant diese Aktivitäten genau, um das Maximum an Erholung herauszuholen.

Check-ups als Pflicht

Gesundheitsvorsorge ist für den Steinbock eine Verpflichtung, nicht nur für sich selbst, sondern auch für seine Lieben. Regelmäßige Arztbesuche und Gesundheitschecks sind feste Bestandteile seines Terminkalenders.

Stressmanagement als Kunst

Stress ist für den Steinbock nicht nur eine Herausforderung, sondern eine Kunst, die es zu beherrschen gilt. Er setzt auf effektive Stressmanagement-Techniken wie Zeitmanagement, klare Prioritäten und gezielte Pausen.

Schlaf als Heiligtum

Der Steinbock hütet seinen Nachtschlaf wie ein Heiligtum. Er achtet darauf, ausreichend Nachtruhe zu bekommen und legt großen Wert auf Schlafqualität. Ein guter Schlaf ist für ihn die Basis für einen erfolgreichen Tag.

Mentaler Fokus als Schlüssel

Der Steinbock glaubt an die Kraft der mentalen Gesundheit. Meditation, positive Affirmationen und gezielte geistige

Übungen gehören zu seinen Werkzeugen, um einen klaren und fokussierten Geist zu bewahren.

Natur als Therapie

Die Natur ist für den Steinbock eine therapeutische Umgebung. Lange Spaziergänge, Wanderungen oder einfach Zeit im Grünen zu verbringen, sind für ihn Wege, um sich zu erden und innerlich zu regenerieren.

Zusammengefasst achtet der Steinbock bei der Pflege von Geist und Körper auf eine strategische und organisierte Herangehensweise. Sein Streben nach Wohlbefinden ist geprägt von langfristigen Zielen und bewussten Entscheidungen.

Der Steinbock in sozialen Gefilden

Über Familie, Freunde und der Wichtigkeit dieser Beziehungen für das Sternzeichen Steinbock.

Familie als Fundament

Der Steinbock betrachtet seine Familie als das feste Fundament seines Lebens. Familienbande sind für ihn unerschütterlich und dienen als Anker in turbulenten Zeiten. Die Werte, die er von seiner Familie gelernt hat, sind ihm heilig.

Verantwortung als Grundpfeiler

In Beziehungen zu Familie und Freunden steht für den Steinbock Verantwortung an erster Stelle. Er ist bereit, Verpflichtungen einzugehen und sich für das Wohl seiner Lieben einzusetzen. Der Begriff »familiäre Pflichten« hat für ihn eine tiefe Bedeutung.

Freunde als erweiterter Clan

Freunde sind für den Steinbock wie eine erweiterte Familie. Er wählt seine Freunde mit Bedacht und schätzt tiefe, langfristige Bindungen. Treue und Zuverlässigkeit sind Werte, die er in Freundschaften hochhält.

Gemeinsame Ziele als Kitt

Der Steinbock schätzt es, gemeinsame Ziele und Projekte mit Familie und Freunden zu verfolgen. Er sieht darin nicht nur eine Möglichkeit des Zusammenhalts, sondern auch eine Chance, gemeinsam Erfolge zu feiern.

Ehrlichkeit und Loyalität

In seinen sozialen Beziehungen legt der Steinbock großen Wert auf Ehrlichkeit und Loyalität. Er erwartet, dass ihm seine Familie und Freunde genauso aufrichtig gegenüberstehen, wie er es tut.

Geborgenheit und Sicherheit

Familie und Freunde bieten dem Steinbock Geborgenheit und Sicherheit. Er schätzt die emotionale Unterstützung und das Gefühl von Zusammengehörigkeit, dass diese Beziehungen ihm geben.

Traditionen als Verbindung

Der Steinbock pflegt gerne Familientraditionen und gestaltet mit seinen Lieben besondere Rituale. Diese gemeinsamen Aktivitäten stärken die Bindung und schaffen unvergessliche Erinnerungen.

Klare Kommunikation

In sozialen Kontakten setzt der Steinbock auf klare Kommunikation. Er neigt dazu, in seinen Beziehungen offen über

Erwartungen und Wünsche zu sprechen, um Missverständnisse zu vermeiden.

Wertschätzung durch Taten

Der Steinbock zeigt seine Wertschätzung für Familie und Freunde oft durch Taten. Ob es praktische Unterstützung im Alltag ist oder das Teilen von Ressourcen – er ist bereit, seinen Lieben zu helfen.

Balance zwischen Arbeit und Beziehung

Der Steinbock ist sich bewusst, dass seine Arbeit eine bedeutende Rolle in seinem Leben spielt, aber er bemüht sich, eine ausgewogene Balance zwischen beruflichem Erfolg und sozialen Beziehungen zu finden. Er setzt klare Prioritäten und schenkt sowohl seiner Karriere als auch seinem familiären und freundschaftlichen Umfeld Aufmerksamkeit.

Zusammengefasst legt der Steinbock in seinen Beziehungen großen Wert auf Verantwortung, Ehrlichkeit und gemeinsame Ziele. Familie und Freunde sind für ihn nicht nur Unterstützungssysteme, sondern wichtige Pfeiler seines Lebens.

Das Tierreich und der Steinbock

Haustiere und ihre Bedeutung für das Sternzeichen Steinbock.

Der Steinbock findet im Tierreich nicht nur tierische Gefährten, sondern auch eine Quelle der Entspannung und Freude. Hier sind einige Facetten der Beziehung zwischen dem Steinbock und seinen pelzigen Freunden.

Pragmatische Haustierwahl

Der Steinbock trifft die Entscheidung für ein Haustier nicht spontan. Vielmehr geht er pragmatisch an die Auswahl heran. Er wählt ein Haustier, das ohne Probleme zu seinem Lebensstil und seinen Bedürfnissen passt. Ein verantwortungsbewusster Tierfreund, der genau überlegt, welches Tier am besten in sein Leben und seine Routine passt.

Disziplinierte Pflege

Haustiere im Haushalt eines Steinbocks können sich auf eine disziplinierte Pflege verlassen. Ob es um das tägliche Füttern, regelmäßige Tierarztbesuche oder ausgedehnte Spaziergänge geht, der Steinbock hält sich an einen klaren Zeitplan, um sicherzustellen, dass es seinen tierischen Begleitern an nichts fehlt.

Struktur und Routine

Der Steinbock schafft für seine Haustiere eine Umgebung der Struktur und Routine. Er glaubt, dass klare Regeln und vorhersehbare Abläufe sowohl für ihn als auch für seine Tiere von Vorteil sind. Diese Struktur schafft eine harmonische Umgebung für alle Bewohner seines Zuhauses.

Freizeit im Freien

Steinböcke schätzen Natur und Frischluft. Haustiere, die gerne Zeit im Freien verbringen, sind ideale Gefährten für den Steinbock. Ob es sich um einen verspielten Hund handelt oder um Katzen, die das Sonnenlicht genießen – draußen zu sein, ist für den Steinbock und seine Tiere gleichermaßen wichtig.

Tierische Lebenslektionen

Der Steinbock betrachtet seine Haustiere nicht nur als Begleiter, sondern auch als Quelle der Inspiration. Die unkomplizierte Lebensfreude und bedingungslose Liebe von Tieren lehren den Steinbock wichtige Lebenslektionen über Achtsamkeit und das Schätzen der kleinen Freuden im Leben.

Vertrauensvolle Bindung

Steinböcke bauen tiefe, vertrauensvolle Bindungen zu ihren Haustieren auf. Die Loyalität und bedingungslose Liebe, die sie von ihren tierischen Freunden erhalten, sind für den Steinbock von unschätzbarem Wert. Diese Bindung schafft eine emotionale Verbindung, die oft als Bereicherung für sein Leben empfunden wird.

Humorvolle Interaktion

Ob es sich um das verspielte Toben mit einem Hund oder das Beobachten einer verspielten Katze handelt – der Steinbock schätzt die humorvolle Interaktion mit seinen Haustieren. Diese Momente des Lachens und der Freude sind für den Steinbock eine willkommene Abwechslung vom oft ernsten Alltag.

Entspannung und Stressabbau

Haustiere bieten dem Steinbock eine Quelle der Entspannung und des Stressabbaus. Die beruhigende Wirkung der tierischen Gesellschaft trägt dazu bei, den Steinbock zu erden und ihm Momente der Gelassenheit zu schenken.

Insgesamt betrachtet der Steinbock seine Beziehung zu Haustieren als eine Win-win-Situation. Er bietet Liebe, Pflege und ein stabiles Zuhause, während er im Gegenzug die unbezahlbare Freude und unerschütterliche Zuneigung seiner tierischen Freunde erhält.

Der Steinbock und sein Humor

Der Steinbock mag vielleicht den Ruf haben, ernst und zielgerichtet zu sein, aber das bedeutet keineswegs, dass er keinen Sinn für Ausgelassenheit hat.

Selbstironie

Der Steinbock hat eine gesunde Portion Selbstironie. Er kann über seine eigenen Macken und Perfektionismus lachen. Sich selbst nicht zu ernst zu nehmen, ist eine seiner humorvollen Qualitäten.

Trockener Humor

Der Steinbock schätzt oft einen trockenen, subtilen Humor. Wortspiele, clevere Anspielungen und scharfer Verstand bringen ihn zum Schmunzeln. Er genießt es, zwischen den Zeilen zu lesen und verborgene Witze zu entdecken.

Situationskomik im Beruf

Berufliche Situationen bieten oft Stoff für den Humor des Steinbocks. Ob es sich um skurrile Besprechungen, unerwartete Herausforderungen oder kuriose Abläufe handelt – der Steinbock kann über die Absurditäten des Arbeitslebens schmunzeln.

Praktischer Witz

Der Steinbock hat einen Hang zum praktischen Witz, solange er respektvoll und gut durchdacht ist. Ein klug inszenierter Scherz im richtigen Moment kann das ernsthafte Gemüt des Steinbocks auflockern.

Humorvolle Beobachtungen

Der Steinbock findet Freude an humorvollen Beobachtungen des täglichen Lebens. Er kann über die Marotten der Menschen, ungewöhnliche Situationen im Supermarkt oder skurrile Trends in der Gesellschaft schmunzeln.

Humor als Stressbewältigung

Der Steinbock verwendet Humor oft als Mittel zur Stressbewältigung. In stressigen Situationen kann ein gut platzierter Witz oder eine humorvolle Bemerkung seine Stimmung heben und die Spannung lockern.

Schwarzer Humor

Obwohl der Steinbock normalerweise ernst erscheint, schätzt er auch schwarzen Humor. Tiefschwarze Witze, die auf sarkastische Weise die Absurditäten des Lebens aufdecken, können seinen Sinn für Heiterkeit ansprechen.

Humorvoller Realismus

Der Steinbock hat eine Affinität zum humorvollen Realismus. Er kann über die oft widersprüchlichen Aspekte des Lebens und die kleinen Unvollkommenheiten lachen, die es so einzigartig machen.

Bildung und Witz

Der Steinbock neigt dazu, gebildet zu sein, und schätzt humorvolle Anspielungen, die auf Wissen und Bildung basieren. Ein intelligenter Witz, der auf historischen Fakten oder literarischen Werken beruht, kann sein Lachen hervorrufen.

Insgesamt betrachtet kann der Steinbock überaus humorvoll sein, auch wenn sein Humor oft subtiler und zurückhaltender ist. Ein gutes Lachen kann für ihn eine willkommene

Abwechslung von der Ernsthaftigkeit des Alltags sein und dazu beitragen, die Lasten des Lebens zu erleichtern.

Was macht den Steinbock traurig?

Der Steinbock ist bekannt für seine stoische Natur und emotionale Stabilität, aber wie jedes Sternzeichen hat auch er seine Momente der Melancholie. Wenn der Steinbock traurig ist, liegt dies oft daran, dass seine hochgesteckten Ziele nicht erreicht wurden oder er das Gefühl hat, dass seine harte Arbeit nicht angemessen anerkannt wird. In diesen Momenten kann selbst der ernsthafte Steinbock nachdenklich werden und eine Prise Melancholie in seine Welt bringen.

Trotz seiner Resilienz hat auch der Steinbock seine emotionalen Höhen und Tiefen, die durch persönliche Enttäuschungen oder das Gefühl der Unzulänglichkeit ausgelöst werden können. In solchen Momenten schätzt der Steinbock besonders die Unterstützung seiner Freunde und Familie, um aus dem trüben Gemüt herauszukommen.

Der Steinbock und seine Abneigungen

Durch die herausragenden Eigenschaften des Steinbocks gibt es bestimmte Aspekte und Situationen, die der Steinbock weniger schätzt.

Unzuverlässigkeit

Der Steinbock legt großen Wert auf Verlässlichkeit und Pünktlichkeit. Unzuverlässige Menschen oder Situationen, die nicht planmäßig verlaufen, können seine Geduld auf die Probe stellen.

Unordnung und Chaos

Als Liebhaber von Struktur und Ordnung kann der Steinbock unkontrolliertes Chaos nicht ausstehen. Unordentliche Umgebungen oder ungeplante Ereignisse bringen sein inneres Gleichgewicht durcheinander.

Faulheit

Der Steinbock schätzt harte Arbeit und Engagement. Faulheit und mangelnde Eigeninitiative sind für ihn ein rotes Tuch. Er schätzt Menschen, die genauso zielstrebig und fleißig sind wie er selbst.

Unnötige Risiken

Steinböcke sind eher vorsichtig und bedacht. Übermäßige Risikobereitschaft oder impulsives Handeln ohne klaren Plan sind Dinge, die der Steinbock nicht mag.

Unsinniges Drama

Der Steinbock bevorzugt klare Kommunikation und Lösungsorientierung. Unnötiges Drama oder übermäßige Emotionalität ohne ersichtlichen Grund verwirrt ihn eher, als dass es ihm gefällt.

Verschlossenheit

Steinböcke schätzen Integrität und Ehrlichkeit. Menschen, die verschlossen sind oder ihre wahren Absichten verbergen, stoßen beim Steinbock auf wenig Gegenliebe.

Trotz dieser Abneigungen zeigt der Steinbock oft eine bemerkenswerte Fähigkeit, mit diesen Herausforderungen umzugehen und das Beste aus jeder Situation zu machen.

Der Steinbock und seine Schattenseiten

Sturheit

Ein Steinbock kann manchmal unnachgiebig und stur sein. Wenn er einmal eine Meinung gebildet hat, ist es nicht immer einfach, ihn davon abzubringen.

Übermäßiger Ernst

Steinböcke neigen dazu, ernst und fokussiert zu sein. In manchen Situationen könnten sie das Bedürfnis nach mehr Leichtigkeit und Spaß übersehen.

Pessimismus

Der Steinbock neigt dazu, eher auf mögliche Probleme und Schwierigkeiten zu achten als auf positive Aspekte. Ein gewisser Hang zum Pessimismus kann manchmal die Stimmung trüben.

Arbeitssucht

Während Fleiß eine bewundernswerte Eigenschaft ist, kann der Steinbock dazu neigen, sich zu stark auf die Arbeit und Pflichten zu konzentrieren, was zu einem Mangel an Freizeit und Entspannung führen kann.

Zurückhaltung

Steinböcke haben manchmal Schwierigkeiten damit, ihre Gefühle auszudrücken oder sich emotional zu öffnen. Dies kann zu Missverständnissen in persönlichen Beziehungen führen.

Materialismus

Der Steinbock schätzt oft materiellen Erfolg und Wohlstand. In manchen Fällen könnte dies zu einem gewissen Maß an Materialismus führen, wobei die Jagd nach äußeren Erfolgen die inneren Bedürfnisse überwiegt.

Es ist wichtig zu betonen, dass dies allgemeine Merkmale sind und nicht zwangsläufig auf jeden Steinbock zutreffen. Jeder Mensch, unabhängig von seinem Sternzeichen, ist ein einzigartiges Individuum mit einer breiten Palette von Eigenschaften.

Einblicke in die Partnerwahl und Ehe des Steinbocks

Der Lebenslauf der Liebe

Bevor der Steinbock sich in eine Beziehung stürzt, verlangt er oft nach einem detaillierten Lebenslauf von potenziellen Partnern. Beruflicher Erfolg, emotionale Stabilität und Zukunftspläne werden gründlich geprüft, als ob er das perfekte Match für eine Führungsposition sucht.

Liebes-Rendite

Steinböcke schätzen eine Investition mit hoher Rendite. In der Liebe suchen sie nach Partnerschaften, die langfristige Stabilität und Wachstum versprechen. Wenn Liebe eine Währung wäre, wäre der Steinbock ein cleverer Investor.

Liebes-Checkliste

Der Steinbock hat möglicherweise eine Checkliste mit Beziehungskriterien, die er sorgfältig abhakt. „Humor, Intelligenz, gemeinsame Ziele – prüfen, prüfen, prüfen." Die Liste könnte so genau sein wie ein Geschäftsplan.

Die Ehe als Unternehmen

Wenn der Steinbock den Bund fürs Leben eingeht, betrachtet er die Ehe oft als eine Art Geschäftspartnerschaft. Es gibt gemeinsame Ziele, Bilanzen werden geprüft, und das Ehebündnis wird wie ein Unternehmen geführt – mit Liebe als Kernprodukt.

Zeitmanagement in der Liebe

Steinböcke neigen dazu, ihre Zeit wohl überdacht zu nutzen, auch in der Liebe. Romantische Dates könnten in ihrem Terminkalender sorgfältig geplant sein, und Liebesbekundungen werden möglicherweise in die effizientesten Zeitfenster eingefügt.

Das ultimative Ziel

Die Ehegemeinschaft ist für den Steinbock oft ein lebenslanges Projekt. Er hat möglicherweise eine klare Vorstellung davon, wie die «perfekte» Ehe aussehen soll, und arbeitet beharrlich daran, dieses Ziel zu erreichen.

Natürlich ist jeder Steinbock ein individuelles Wesen mit einzigartigen Bedürfnissen und Vorlieben in der Liebe.

Der Steinbock als Kind und Jugendlicher

Die Zukunftscheckliste

Schon im Kindesalter trägt der kleine Steinbock eine imaginäre Checkliste mit sich herum. "Gute Noten, ordentliche Zimmer, klare Zukunftspläne – alles abhaken!"

Karriereleiter des Kindergartens

Der Steinbock-Nachwuchs betrachtet den Kindergarten als seine erste Karrierestufe. Basteln, Malen, Spielen – alles wird ernsthaft angegangen, als ob es auf dem Weg zur Spitze der Kinder-Wirtschaftshierarchie hilfreich wäre.

Business-Analyst des Sandkastens

Während andere Kinder einfach im Sand spielen, analysiert der kleine Steinbock die Struktur der Sandburg wie ein Business-Analyst. «Kann das Dach optimiert werden? Gibt es Verbesserungspotenzial?»

Erfolg als Spielschlussverkünder

Der Steinbock-Nachwuchs könnte sich als Meister darin erweisen, Spielsachen zu organisieren und alle Kinder dazu zu bringen, ihre Aktivitäten pünktlich zu beenden. «Das Spiel ist vorbei – Zeit für die nächste Agenda!»

Das Kinderzimmer als Büro

Das Kinderzimmer wird vom kleinen Steinbock als sein Büro betrachtet. Eine kindgerechte Version eines Schreibtisches, ein «Spielzeug-Firmen-Telefon» – alles wird verwendet, um eine ernsthafte Arbeitsumgebung zu schaffen.

Der Masterplan für den Spielplatz

Bevor der Steinbock-Nachwuchs den Spielplatz betritt, hat er bereits einen Masterplan für effizientes Spielen entwickelt. «Schaukel, Rutsche, Sandkasten – wir optimieren die Spielsitzung!»

Das Kinderbuch als Lebenslektion

Kinderbücher werden nicht nur gelesen, sondern auch als Lebenslektion betrachtet. «Schau mal, hier lernen wir, wie man effektiv teilen und führen kann.»

Pädagogische Geschenke

Geburtstags- und Weihnachtsgeschenke sind sorgfältig ausgewählt, um sowohl unterhaltsam als auch pädagogisch wertvoll zu sein. Der kleine Steinbock könnte ein Chemie-Set oder ein fortgeschrittenes Mathematikspiel bevorzugen.

Natürlich sind dies humorvolle Stereotypen und sollten nicht zu ernst genommen werden. Jeder Steinbock ist ein individuelles Wesen, auch in seinen Ansichten in der Welt der Kinderaugen.

Der Steinbock in der Partnerschaft mit anderen Sternzeichen

Es ist wichtig zu betonen, dass durch die Vielfalt und Individualität von Menschen nichts stereotypisch ist. Jedes Paar, unabhängig vom Sternzeichen, schafft seine eigene einzigartige Dynamik.

Steinbock und Steinbock

Wenn zwei Gipfel sich vereinen.

In der Welt der Steinböcke treffen zwei ambitionierte und zielstrebige Seelen aufeinander.

Terminkalender-Romantik

Steinbock-Partner könnten ihre Liebe in die Zeitpläne integrieren. «Romantisches Abendessen um 19:00 Uhr, gefolgt von Gefühlsaustausch von 20:00 bis 21:00 Uhr.»

Gemeinsames Bergsteigen

Für das Steinbock-Pärchen könnte die Beziehung wie eine gemeinsame Besteigung eines Berges sein. «Aufstieg zum Gipfel der Liebe – bitte regelmäßig kontrollieren, ob die Sauerstoffflaschen noch ausreichen.»

Finanzgipfel erreichen

Das Paar könnte konstant nach finanziellen Gipfeln streben. «Heute haben wir den Sparkonten-Gipfel erreicht! Nächster Halt: Investitionsplateau.»

Business-Partnerschaft

Ihre Beziehung könnte wie eine erfolgreiche Geschäftspartnerschaft sein. Nach dem Motto: «Du bist mein CEO im Herzen, und ich bin dein CFO der Liebe».

Effiziente Kommunikation

Die Kommunikation könnte so effizient sein wie ein gut strukturierter Geschäftsbericht. «Liebster, hier ist meine monatliche Liebesbilanz – wir haben einen Anstieg der Herzrhythmus-Kennzahlen verzeichnet».

Gemeinsames Wachstum

Das Paar könnte ihr Wachstum in klaren Zielen messen. «Unsere Beziehung hat im letzten Quartal um 10 % zugenommen – ein beeindruckender Anstieg!»

Grenzen setzen

Steinböcke könnten dafür bekannt sein, klare Grenzen zu setzen. »Liebling, wir müssen sicherstellen, dass die emotionale Integrität unseres Beziehungsgebäudes gewahrt bleibt.»

Romantik in Zahlen

Romantische Gesten könnten in Zahlen ausgedrückt werden. Blumen + Abendessen + Sternenhimmel = Liebe auf dem romantischen Erfolgsdiagramm.

Steinbock und Wassermann

Zwischen dem Gipfel und den Sternen

Die Verbindung zwischen einem Steinbock und einem Wassermann kann eine faszinierende Reise zwischen der Welt der Beständigkeit und der Innovation sein.

Gipfeltreffen der Vernunft

Der Steinbock könnte versuchen, den Wassermann auf den Gipfel der Vernunft zu führen. «Liebling, der Weg zum Herz führt über den Pfad der Logik – bitte schnall dich an, es wird eine abenteuerliche Reise!»

Innovation versus Tradition

Die Diskussionen könnten oft zwischen Innovation und Tradition hin- und herpendeln. «Schatz, heute könnten wir etwas völlig Neues ausprobieren – wie ein traditionelles Candle-Light-Dinner?»

Liebes-Exkursionen

Während der Steinbock plant, romantische Wanderungen in den Bergen zu unternehmen, schlägt der Wassermann vor, gemeinsam die Sterne zu erkunden. «Warum die Höhen erklimmen, wenn der Kosmos unendlich ist, Liebling?»

Finanzielle Sternbilder

Der Steinbock könnte die Finanzen mit einem Sternenhimmel vergleichen, indem klare Konstellationen zu erkennen sind. «Unsere finanzielle Zukunft sieht aus wie das Sternbild 'Stetiger Aufstieg'. Glaub mir, das ist ein gutes Omen!»

Beziehungsexperimente

Der Wassermann könnte nach unkonventionellen Beziehungs-experimenten streben. «Wie wäre es, wenn wir unsere Beziehung als soziales Experiment betrachten und sehen, wohin uns das führt?»

Zeitmanagement-Horoskop

Der Steinbock könnte ein detailliertes Zeitmanagement-Horoskop für die Beziehung erstellen. «Von 8:00 bis 9:00 Uhr – gemeinsame Zeit; von 9:01 bis 10:00 Uhr – individuelle Interessen verfolgen.»

Grenzen des Himmels

Der Wassermann könnte versuchen, die Grenzen des Himmels zu erweitern. «Schatz, ich habe gerade von einem Weltraumtourismus-Angebot gehört – vielleicht könnten wir unsere Flitterwochen auf dem Mars verbringen?»

Kosmische Liebesformel

Gemeinsam könnten sie versuchen, die kosmische Formel für die perfekte Liebe zu entdecken. «Liebling, ich glaube, wir müssen die Sterne befragen, um herauszufinden, wie man sich wirklich verliebt!»

Steinbock und Fisch

Wenn der Berg auf den Ozean trifft

Die Kombination von Steinbock und Fisch kann wie die Begegnung eines Berges mit dem Ozean sein – eine Mischung aus festem Fundament und fließender Tiefe.

Bergwanderungen und Tiefseetauchen

Der Steinbock könnte vorschlagen, gemeinsame Bergwanderungen zu unternehmen, während der Fisch von tiefen ozeanischen Abenteuern träumt. «Schatz, wie wäre es, wenn wir zuerst den Everest erklimmen und dann die Tiefen des Marianengrabens erkunden?»

Finanzielle Gezeiten

Während der Steinbock Finanzpläne wie Gezeiten-Zyklen betrachten könnte «Hoch- und Niedrigstände sind normal Liebling», schwelgt der Fisch vielleicht in finanziellen Tagträumen. «Ich habe von einem Ort namens 'Insel der unbegrenzten Kreditlinien' gehört, Schatz!»

Romantische Reisen

Der Steinbock könnte sich romantische Berg-Resorts vorstellen, während der Fisch von Bootsfahrten unter dem Sternenhimmel schwärmt. «Wie wäre es, wenn wir erst die Berge erkunden und dann unter den Sternen auf einem Boot schaukeln, Liebling?»

Zeitmanagement im Fluss

Der Steinbock könnte einen festen Zeitplan bevorzugen, während der Fisch das Zeitmanagement als fließenden Fluss betrachtet. «Schatz, lass uns unsere Zeit so planen, dass wir uns im Fluss der Spontaneität verlieren.»

Grenzen des Horizonts

Der Fisch könnte versuchen, die Grenzen des Horizonts zu erkunden, während der Steinbock fest auf dem Gipfel der Karriere stehen will. «Ich dachte, wir könnten eine Weltumrundung machen, während du von deinem Laptop aus arbeitest, Schatz!»

Kulinarische Abenteuer

Der Steinbock bevorzugt vielleicht traditionelle Alm Küche, während der Fisch sich nach exotischen Meeresfrüchten sehnt. »Heute gibt es Bergsteiger-Snacks, aber morgen könnten wir uns an Sushi in den Bergen versuchen, was meinst du?»

Kommunikation unter Wasser

Der Fisch könnte dazu neigen, in der Kommunikation tief unter die Oberfläche zu gehen, während der Steinbock auf klare Gipfelansagen setzt. «Schatz, manchmal fühle ich mich wie ein Berg, der versucht, mit dir in der Tiefe zu sprechen!»

Steinbock und Widder

Wenn der Berg auf den Widder trifft

Die Verbindung zwischen einem Steinbock und einem Widder kann wie das Aufeinandertreffen zweier Berge sein – eine Kombination aus festem Widerstand und dynamischer Unbeschwertheit.

Planung versus Spontanität

Der Steinbock könnte Wochen im Voraus planen, während der spontane Widder gerne das Abenteuer im Hier und Jetzt sucht. «Schatz, wie wäre es, wenn wir nächstes Jahr in den Urlaub fahren? Das Reiseziel ist bereits gebucht!»

Karriereambitionen

Während der Steinbock den Karrieregipfel erklimmen möchte, könnte der Widder lieber die Welt erkunden. «Ich erwog die Möglichkeit, dass wir eine Weltreise unternehmen könnten, während du berufliche Verpflichtungen von deinem Laptop aus erfüllst, mein Liebling.»

Finanzielle Zügel

Der Steinbock könnte die Finanzen wie einen kostbaren Bergschatz betrachten, während der Widder eher nach dem Motto Geld kommt, Geld geht, lebt. «Schatz, ich habe eine großartige Idee, wie wir unser Budget sprengen können!»

Kommunikation

Der Steinbock bevorzugt klare, überlegte Kommunikation, während der Widder schnell Feuer fängt. «Ich liebe deine Leidenschaft, aber könnten wir das nächste Mal unsere Diskussionen auf Basislager-Niveau halten?»

Geduld und Ungestüm

Der Steinbock könnte sich manchmal von der Ungestümheit des Widders überrollt fühlen. «Liebling, könnten wir dieses Projekt nicht Schritt für Schritt angehen? Die Bergspitze kommt nicht gleich morgen.»

Romantische Aussichten

Der Steinbock könnte einen gemütlichen Abend zu Hause schätzen, während der Widder nach aufregenden Dates sucht. «Ich dachte, wir könnten zusammen kochen und einen Film schauen. Romantik pur, oder?»

Langfristige Planung

Während der Steinbock die Zukunft mit klaren Zielen im Blick sieht, lebt der Widder eher im gegenwärtigen Moment. «Schatz, ich denke, wir könnten langfristig planen. Wie wäre es mit einer fünfjährigen Bergexpedition?»

Steinbock und Stier

Wenn der Berg auf die Weide trifft

Die Beziehung zwischen einem Steinbock und einem Stier könnte als das harmonische Zusammentreffen eines stolzen Berges mit einer fruchtbaren Weide beschrieben werden – eine Mischung aus Standhaftigkeit und natürlicher Fruchtbarkeit.

Langsames Tempo

Beide Zeichen neigen dazu, Dinge sorgfältig und bedacht anzugehen. Der Steinbock könnte jedoch manchmal den Stier bremsen müssen, der entschlossen ist, im gemütlichen Tempo durch das Leben zu schlendern. «Schatz, wir werden die Bergspitze erreichen, aber wie wäre es, wenn wir das Gras unterwegs genießen?»

Finanzplanung

Steinbock und Stier sind sich einig, dass finanzielle Stabilität wichtig ist. «Liebling, ich dachte, wir könnten einen langfristigen Finanzplan aufstellen. Die nächsten zehn Jahre auf unserer grünen Weide könnten großartig werden.»

Ehrgeizige Ziele

Der Steinbock hat klare berufliche Ziele vor Augen, während der Stier vielleicht mehr Wert auf die schönen Dinge im Leben legt. «Ich liebe deine Ambitionen, aber könnten wir nicht auch darüber nachdenken, einen Obstgarten auf unserem Berggipfel zu haben?»

Genussmittel

Beide Zeichen können den Genuss von gutem Essen und feinen Getränken schätzen. «Schatz, ich dachte, wir könnten diesen besonderen Bergkäse probieren. Er soll exquisit schmecken!»

Heimeligkeit

Steinbock und Stier legen Wert auf ein gemütliches Zuhause. «Ich dachte, wir könnten das Bergchalet mit einigen schönen Tierhäuten und Bergkristallen schmücken. Wie klingt das?»

Zeit für die Natur

Beide Zeichen schätzen die Natur, aber der Steinbock mag vielleicht anspruchsvollere Bergausflüge. «Liebling, ich weiß, wie sehr du die Weide liebst, aber wie wäre es mit einer Wanderung auf unserem Bergpfad?»

Entscheidungsfindung

Der Stier könnte manchmal beharrlich in seinen Entscheidungen sein, während der Steinbock möglicherweise mehr Flexibilität sucht. «Schatz, ich respektiere deine Standhaftigkeit, aber könnten wir diese Entscheidung nicht noch ein wenig auf unserer Bergagenda besprechen?»

Steinbock und Zwilling

Ein Balanceakt zwischen Bodenständigkeit und Luftigkeit

Die Verbindung zwischen einem Steinbock und einem Zwilling könnte als ein faszinierender Tanz zwischen Bodenständigkeit und Luftigkeit betrachtet werden – ein Balanceakt zwischen dem festen Berggipfel des Steinbocks und den verspielten Luftströmungen des Zwillings.

Kommunikationsstil

Der Steinbock bevorzugt oft klare und ernsthafte Kommunikation, während der Zwilling für seine verspielte und lockere Art bekannt ist. «Schatz, könnten wir in unserer Bergkommunikation vielleicht ein paar Luftblasen einbauen? Es wird alles leichter verdaulich.»

Pläne und Spontanität

Der Steinbock plant gerne im Voraus, während der Zwilling die Freiheit der Spontanität liebt. «Liebling, ich dachte, wir könnten unseren Berggipfel morgen erklimmen. Aber wer weiß, vielleicht entdecken wir unterwegs eine verlockende Zwischenstation?»

Sozialer Schmetterling und Berggipfel

Der Zwilling genießt soziale Ereignisse und Interaktionen, während der Steinbock sich möglicherweise lieber auf den Gipfel des Lebens konzentriert. «Schatz, ich freue mich darauf, auf unserer Bergparty einige bunte Schmetterlinge zu sehen. Wir könnten sogar den Gipfel besuchen!»

Ernsthaftigkeit und Leichtigkeit

Der Steinbock kann manchmal zu ernst wirken, während der Zwilling stets für eine lockere Atmosphäre sorgt. «Liebling, ich liebe deine Ernsthaftigkeit, aber könnten wir nicht auch ein wenig Berglächeln in unseren Alltag einbauen?»

Die Vielseitigkeit des Denkens

Der Steinbock schätzt oft klare Strukturen und logisches Denken, während der Zwilling für seine Vielseitigkeit und Neugier bekannt ist. «Schatz, ich denke, wir könnten unsere Bergwanderung auf verschiedene Weise betrachten. Es gibt mehr als einen Weg, den Gipfel zu erreichen.»

Die Herausforderung des Bergsturms

Der Zwilling könnte manchmal wie ein frischer Wind wirken, der den Steinbock aus seiner Komfortzone herausfordert. «Liebling, ich weiß, dass du den Bergsturm meistern kannst, aber was hältst du von einem kleinen Tanz im Regen als Belohnung?»

Die Balance zwischen Tradition und Innovation

Der Steinbock bewahrt oft traditionelle Werte, während der Zwilling stets nach neuen Ideen sucht. «Schatz, könnten wir unsere Bergtraditionen vielleicht mit einigen frischen Windböen aus dem Tal würzen?»

Steinbock und Krebs

Wenn der Berg auf die sanfte Brandung trifft

Die Verbindung zwischen einem Steinbock und einem Krebs offenbart eine faszinierende Verschmelzung von Erdung und Emotionalität – ein anmutiger Tanz zwischen dem festen Berg des Steinbocks und den sanften Strömungen des Krebses.

Emotionale Tiefe trifft auf Realismus

In dieser Beziehung bringt der Krebs eine tiefe emotionale Komponente ein, während der Steinbock mit seiner realistischen Sichtweise für eine stabile Grundlage sorgt. «Liebling, ich schätze deine emotionalen Wellen. Ich werde dafür sorgen, dass unser Beziehungsschiff stets auf solidem Boden verankert ist.»

Familiensinn vereint mit Langzeitplänen

Der Krebs ist oft stark familiär orientiert, während der Steinbock gerne langfristige Pläne schmiedet. «Schatz, ich liebe die Wärme deiner familiären Verbundenheit. Lass uns gemeinsam Pläne schmieden, die zu einem festen Familienberggipfel führen.»

Schutzbedürfnis versus Selbstständigkeit

Der Krebs hegt oft den Wunsch zu beschützen, während der Steinbock auf seine Unabhängigkeit Wert legt. «Liebling, ich schätze dein Bedürfnis nach schützenden Häfen. Lass uns sicherstellen, dass ich dennoch genügend Freiheit für meine Berggipfel-Expeditionen habe.»

Tradition und emotionale Innovation

Der Steinbock hegt oft eine Vorliebe für Traditionen, während der Krebs emotionale Innovationen schätzt. «Schatz, ich finde es großartig, wie du unsere Bergtraditionen mit neuen emotionalen Ideen bereicherst. Das macht unsere Reise so aufregend.»

Struktur und Nestbau

Der Steinbock bringt Struktur in die Beziehung, während der Krebs gerne ein behagliches Nest baut. «Liebling, deine Idee, unser Berg-Nest mit sanften Kissen auszustatten, klingt wirklich gemütlich.»

Humorvolle Berggipfel und romantische Strandspaziergänge

Der Krebs fügt eine romantische Note hinzu, während der Steinbock oft einen humorvollen Berggipfel bevorzugt. «Schatz, wie wäre es mit einem romantischen Strandspaziergang nach meinem nächsten humorvollen Gipfel-Witz?»

Gemeinsame Ziele und emotionale Stabilität

Der Steinbock schätzt gemeinsame Ziele, während der Krebs nach emotionaler Stabilität sucht. «Liebling, lass uns einen festen Bergpfad wählen, der uns zu unseren emotionalen Zielen führt.»

Steinbock und Löwe

Wenn der Berg den königlichen Löwen trifft

Die Kombination aus einem Steinbock und einem Löwen kann als faszinierende Vereinigung von Stabilität und Leidenschaft betrachtet werden – eine Art königlicher Tanz zwischen dem standhaften Berg des Steinbocks und dem majestätischen Löwen.

Standhaftigkeit und königliche Präsenz

Der Steinbock bringt Standhaftigkeit in die Beziehung, während der Löwe eine königliche Präsenz mitbringt. «Geliebter, deine imposante Mähne verleiht unserer soliden Grundlage am Berg eine königliche Eleganz.»

Zielstrebigkeit und königlicher Glanz

Der Steinbock ist zielstrebig, während der Löwe gerne im königlichen Glanz erstrahlt. «Schatz, ich liebe deine königlichen Glanzmomente. Lass uns gemeinsam einen festen Bergpfad zum königlichen Gipfel erklimmen.»

Praktische Planung und königliche Extravaganz

Der Steinbock plant praktisch, während der Löwe gerne königlich extravagant ist. «Liebling, deine königliche

Extravaganz ist erfrischend. Lass uns sicherstellen, dass unsere Bergpläne königlichen Glanz enthalten.»

Familienorientierung und königliche Loyalität

Der Steinbock ist oft familienorientiert, während der Löwe königlich loyal ist. «Schatz, deine königliche Loyalität zu unserer Bergfamilie ist bewundernswert. Lass uns gemeinsam festhalten.»

Disziplin und königliche Feierlichkeit

Der Steinbock ist diszipliniert, während der Löwe königliche Feierlichkeit genießt. «Liebling, deine königlichen Feierlichkeiten machen unsere Bergmomente so lebendig. Lass uns eine königliche Party auf unserem Berggipfel feiern.»

Humorvolle Berggipfel und königliche Unterhaltung

Der Löwe steht für majestätische Unterhaltung, während der Steinbock sich gerne auf humorvolle Gipfelerlebnisse einlässt. «Liebling, hast du Lust auf eine majestätische Show nach meinem nächsten humorvollen Gipfelabenteuer?»

Selbstständigkeit und königlicher Respekt

Der Steinbock legt Wert auf Selbstständigkeit, während der Löwe königlichen Respekt schätzt. «Liebling, ich respektiere deine königliche Unabhängigkeit. Lass uns einen festen Bergweg finden, der beide Aspekte berücksichtigt.»

Gemeinsame Ziele und königliche Großzügigkeit

Der Steinbock legt Wert auf gemeinsame Bestrebungen, während der Löwe imposant im majestätischen Stil ist. «Liebling, lass uns zusammen einen sicheren Bergweg einschlagen, der zu imposanten Erfolgen führt. Ich bewundere deine imposante, majestätische Art.»

Steinbock und Jungfrau

Wenn der Berg auf die ordentliche Jungfrau trifft

Die Verbindung zwischen einem Steinbock und einer Jungfrau verspricht eine harmonische Mischung aus Praktikabilität, Stabilität und organisierter Effizienz.

Gemeinsame Ordnung und bergmäßige Struktur

Der Steinbock bringt bergmäßige Struktur in die Beziehung, während die Jungfrau ihre Liebe zur Ordnung einbringt. «Liebling, unsere Beziehung ist wie ein gut organisierter Berg, auf dem jedes Detail seinen Platz hat.»

Praktischer Bergaufstieg und detailorientierte Routenplanung

Der Steinbock plant den Bergaufstieg praktisch, während die Jungfrau eine detailorientierte Routenplanung bevorzugt. «Schatz, lass uns unseren Bergaufstieg mit deiner detaillierten Routenplanung zu einem gut geplanten Abenteuer machen.»

Zielgerichteter Berggipfel und perfektionistische Ausführung

Der Steinbock setzt auf einen zielgerichteten Berggipfel, während die Jungfrau auf perfektionistische Ausführung achtet. «Geliebter, unser Berggipfel wird nicht nur erklommen, sondern auch mit der perfekten Aussicht gekrönt, dank deiner perfektionistischen Sorgfalt.»

Verantwortungsbewusster Bergabstieg und effiziente Koordination

Der Steinbock übernimmt den verantwortungsbewussten Bergabstieg, während die Jungfrau effiziente Koordination einbringt. «Liebling, lass uns den Bergabstieg so verantwortungsbewusst und effizient gestalten wie unsere täglichen Aufgaben.»

Humorvolle Bergmomente und sachliche Kommunikation

Der Steinbock bringt humorvolle Bergmomente ein, während die Jungfrau für sachliche Kommunikation sorgt. «Schatz zwischen unseren humorvollen Bergmomenten können wir auch sachlich und klar miteinander kommunizieren.»

Gemeinsames Bergabenteuer und besonnene Lösungen

Der Steinbock plant ein gemeinsames Bergabenteuer, während die Jungfrau besonnene Lösungen für mögliche Herausforderungen findet. «Geliebte, unsere Bergreise wird nicht nur aufregend, sondern auch gut durchdacht und vernünftig sein, dank deiner klugen Planung.»

Stabile Berggrundlage und ordentliche Pflege

Der Steinbock sorgt für eine stabile Berggrundlage, während die Jungfrau sich um die ordentliche Pflege kümmert. «Liebling, unsere Beziehung ist wie ein Berg, der auf einer stabilen Grundlage steht und von deiner ordentlichen Pflege geprägt ist.»

Kombination aus Bergweisheit und analytischem Denken

Der Steinbock bringt Bergweisheit ein, während die Jungfrau mit analytischem Denken punktet. «Geliebter, unsere Beziehung wird durch die Kombination aus Bergweisheit und deinem analytischen Verstand besonders stark.»

Steinbock und Waage

Balancierende Liebe zwischen dem Berg und der Waage

Die Beziehung zwischen einem Steinbock und einer Waage verspricht eine faszinierende Mischung aus Stabilität, Ästhetik, Vernunft und Leichtigkeit.

Stabiler Berg trifft auf elegante Waage

Der Steinbock repräsentiert den stabilen Berg, während die Waage die Eleganz eines ausgewogenen Waage-Zeichens einbringt. «Liebling, zwischen unserem stabilen Berg und deiner eleganten Leichtigkeit finden wir die perfekte Balance.»

Pragmatischer Bergaufstieg und ästhetischer Blick

Der Steinbock plant den Bergaufstieg pragmatisch, während die Waage einen ästhetischen Blick für die Umgebung hat. «Schatz, lass uns unseren Bergaufstieg so gestalten, dass er nicht nur praktisch, sondern auch ästhetisch ansprechend ist.»

Realistischer Berggipfel und ästhetischer Höhepunkt

Der Steinbock setzt auf einen realistischen Berggipfel, während die Waage nach einem ästhetischen Höhepunkt sucht. «Geliebte, unser Berggipfel wird nicht nur erreicht, sondern auch ästhetisch mit deinem Sinn für Schönheit gekrönt.»

Verantwortungsbewusster Bergabstieg und harmonische Koordination

Der Steinbock übernimmt den verantwortungsbewussten Bergabstieg, während die Waage für harmonische Koordination sorgt. «Liebling, lass uns den Bergabstieg so verantwortungsbewusst gestalten wie unsere gemeinsamen Schritte immer im Einklang.»

Humorvolle Bergmomente und gesellige Unterhaltungen

Der Steinbock bringt humorvolle Bergmomente ein, während die Waage für gesellige Unterhaltungen sorgt. «Schatz, zwischen unseren humorvollen Bergmomenten können wir auch leichte und gesellige Unterhaltungen führen.»

Gemeinsames Bergabenteuer und ästhetische Lösungen

Der Steinbock plant ein gemeinsames Bergabenteuer, während die Waage nach ästhetischen Lösungen für mögliche Herausforderungen sucht. «Liebling, unsere Bergreise wird nicht nur abenteuerlich, sondern auch von ästhetischen Lösungen geprägt sein, dank deiner kreativen Sichtweise.»

Stabile Berggrundlage und ästhetische Pflege

Der Steinbock sorgt für eine stabile Berggrundlage, während die Waage sich um die ästhetische Pflege kümmert. «Geliebte, unsere Beziehung ist wie ein Berg, der auf einer stabilen Grundlage steht und von deiner ästhetischen Pflege geprägt ist.»

Kombination aus Bergweisheit und sozialer Klugheit

Der Steinbock bringt Bergweisheit ein, während die Waage mit sozialer Klugheit punktet. «Geliebter, unsere Beziehung wird durch die Kombination aus Bergweisheit und deiner sozialen Klugheit besonders bereichert.»

Steinbock und Skorpion

Eine Sternenverbindung aus Tiefe und Beständigkeit

Die Verbindung zwischen einem Steinbock und einem Skorpion kann eine faszinierende Mischung aus Tiefe, Beständigkeit und intensiver Leidenschaft sein.

Erde trifft auf Wasser

Steinbock: «Schatz, zwischen meiner soliden Erde und deinem leidenschaftlichen Wasser entsteht eine Mischung aus Beständigkeit und Intensität.»

Bergtiefe und Ozeanleidenschaft

Skorpion: «Liebling, unsere Liebe ist wie ein Berg mit einer unergründlichen Tiefe und einem Ozean voller Leidenschaft.»

Stabiler Berggipfel und geheimnisvolle Tiefe

Steinbock: «Geliebte, lass uns gemeinsam auf unseren stabilen Berggipfel steigen und die geheimnisvolle Tiefe unserer Liebe erkunden.»

Strategischer Bergaufstieg und emotionale Wellen

Skorpion: «Schatz, während wir den Berg des Lebens erklimmen, sorge ich für emotionale Wellen, die unsere Reise intensiv und bedeutungsvoll machen.»

Humorvolle Bergmomente und leidenschaftliche Abenteuer

Steinbock: «Liebling, zwischen unseren humorvollen Bergmomenten sollten wir auch leidenschaftliche Experimente in unser gemeinsames Abenteuer einbauen.»

Bergabstieg mit Stabilität und tiefen Gefühlen

Skorpion: «Geliebter, unser Bergabstieg wird von der Stabilität meines Skorpion-Wassers und den tiefen Gefühlen, die ich für dich hege, geprägt sein.»

Kombination aus Bergweisheit und Skorpion-Intuition

Steinbock: «Schatz, unsere Beziehung wird durch meine Bergweisheit und deine tiefgreifende Skorpion-Intuition zu etwas Einzigartigem.»

Beständige Bergbasis und leidenschaftliche Höhen

Skorpion: «Liebling, unsere Liebe hat eine beständige Bergbasis, die uns erlaubt, leidenschaftliche Höhen zu erreichen, von denen andere nur träumen können.»

Praktische Bergplanung und leidenschaftliche Umsetzung

Steinbock: «Geliebte, lass uns unseren Berg des Lebens praktisch planen und mit der leidenschaftlichen Umsetzung unserer Träume füllen.»

Erdige Nüchternheit und tiefe Skorpion-Emotionen

Skorpion: «Schatz, zwischen deiner erdigen Nüchternheit und meinen tiefen Skorpion-Emotionen entsteht eine ausgewogene und bereichernde Verbindung.»

Steinbock und Schütze

Ein Tanz zwischen Bodenständigkeit und Abenteuerlust

Die Verbindung zwischen einem Steinbock und einem Schützen kann wie ein faszinierender Tanz zwischen Bodenständigkeit und Abenteuerlust sein.

Erde trifft auf Feuer

Steinbock: «Liebling, zwischen meiner stabilen Erde und deinem leidenschaftlichen Feuer entsteht ein faszinierender Tanz voller Energie und Beständigkeit.»

Bodenständige Berggipfel und fliegende Pfeile des Abenteuers

Schütze: «Schatz, lass uns auf meinen fliegenden Pfeilen des Abenteuers zu den bodenständigen Gipfeln deiner Steinbock-Welt reisen.»

Strategischer Bergaufstieg und spontane Reiseabenteuer

Steinbock: «Geliebte, während wir unseren Berg des Lebens erklimmen, können wir auch spontane Reiseabenteuer einbauen, um die perfekte Balance zu finden.»

Humorvolle Bergmomente und lebhafte Feuerenergie

Schütze: «Liebling zwischen unseren humorvollen Bergmomenten sollten wir auch die lebhafte Feuerenergie nutzen, um das Leben in vollen Zügen zu genießen.»

Bergabstieg mit Stabilität und fliegenden Träumen

Steinbock: «Schatz, unser Bergabstieg wird von der Stabilität meines Steinbock-Bodens und den fliegenden Träumen, die du mitbringst, geprägt sein.»

Kombination aus Bergweisheit und Schützen-Weitsicht

Schütze: «Geliebter, unsere Beziehung wird durch deine Bergweisheit und meine weitsichtigen Schützen-Pläne zu etwas Wundervollem.»

Beständige Bergbasis und abenteuerliche Höhen

Steinbock: «Liebling, unsere Liebe hat eine beständige Bergbasis, die uns erlaubt, abenteuerliche Höhen zu erreichen, die unsere Herzen höherschlagen lassen.»

Praktische Bergplanung und spontane Reisesprünge

Schütze: «Schatz, lass uns unseren Berg des Lebens praktisch planen und dabei auch die spontanen Sprünge in ferne Länder nicht vergessen.»

Erdige Nüchternheit und weite Schützen-Horizonte

Steinbock: «Mein Herz findet in deiner bodenständigen Gelassenheit und deinem weitblickenden Schützen-Optimismus eine harmonische und erfüllende Verbindung.»

Strategische Bergsicherheit und schützende Reiseabenteuer

Schütze: «Liebling, lass uns mit strategischer Bergsicherheit und schützenden Reiseabenteuern einen Tanz voller Liebe und Harmonie kreieren.»

Der Steinbock im Rampenlicht

Berühmte Persönlichkeiten durch die Zeiten

Das Sternzeichen Steinbock hat im Laufe der Historie eine beeindruckende Galerie von Persönlichkeiten hervorgebracht, die in verschiedenen Bereichen wie Geschichte, Politik, Musik, Film und Literatur herausragende Leistungen erzielt haben.

Geschichte: Benjamin Franklin (17. Januar 1706)

Benjamin Franklin, der kluge Kopf der Geschichte. Er erfand nicht nur den Blitzableiter, sondern sorgte außerdem dafür, dass der Steinbock immer auf dem richtigen Weg bleibt, auch wenn es im Leben einmal blitzt.

Musik: David Bowie (8. Januar 1947)

David Bowie, der musikalische Meister des Steinbocks. Er hat nicht nur auf der Bühne Sternenstaub versprüht, sondern auch die Steinbock-Tugenden von Ausdauer und Vielseitigkeit in die Welt der Musik gebracht.

Geschichte: Kate Middleton (9. Januar 1982)

Kate Middleton, die königliche Steinbock-Schönheit der Geschichte. Mit königlicher Eleganz und bodenständiger Ausstrahlung hat sie sich einen Platz im Herzen der Menschen erobert.

Geschichte: Richard Nixon (9. Januar 1913)

Richard Nixon, der strategische Steinbock der Geschichte. Obwohl sein politisches Ende von Wasser getrübt wurde, bleibt sein stoischer Ansatz ein Beispiel für Steinbock-Entschlossenheit.

Musik: Mary J. Blige (11. Januar 1971)

Mary J. Blige, die stimmenstarke Steinbock-Diva. Mit einer Stimme, die den Berggipfeln Konkurrenz macht, hat sie die Musikwelt erobert und die Steinbock-Botschaft der Stärke verbreitet.

Filmgeschichte: Denzel Washington (28. Dezember 1954)

Denzel Washington, der charismatische Steinbock des Films. Seine schauspielerische Vielseitigkeit und Standhaftigkeit auf der Leinwand spiegeln die besten Eigenschaften des Steinbocks wider.

Politik: Michelle Obama (17. Januar 1964)

Michelle Obama, die inspirierende Steinbock-Dame der Politik. Mit Anmut, Intelligenz und einer Prise Humor hat sie die Welt als First Lady beeindruckt.

Schriftsteller: Edgar Allan Poe (19. Januar 1809)

Edgar Allan Poe, der düstere Dichter des Steinbocks. Seine Werke spiegeln die tiefen Abgründe und die ernste Natur wider, die oft im Herzen eines Steinbocks zu finden sind.

Der Steinbock ist ein harter Arbeiter, der sich gerne hohe Ziele setzt und diese mit Ausdauer und Beharrlichkeit verfolgt. Er ist ein realistischer, pragmatischer und verantwortungsbewusster Mensch, der sich nicht leicht von seinen Emotionen ablenken lässt.

Wie steht es aber um den Bezug des Steinbocks zum Rampenlicht in der Öffentlichkeit und zu Staralüren?

Der Steinbock ist kein Freund von Aufmerksamkeit, Ruhm oder Glamour. Er meidet das Rampenlicht lieber, als sich darin zu sonnen.

Er ist ein bescheidener, zurückhaltender und ernsthafter Mensch, der sich nicht gerne in den Vordergrund drängt oder mit seinen Erfolgen prahlt.

Er ist kein Fan von oberflächlichen, lauten oder extravaganten Menschen, die sich in den Mittelpunkt stellen wollen.

Er bevorzugt eine ruhige, sachliche und respektvolle Atmosphäre, in der er sich auf seine Arbeit konzentrieren kann.

Der Steinbock hat also keine Staralüren, sondern ist eher das Gegenteil. Er ist ein bodenständiger, loyaler und zuverlässiger Mensch, der sich nicht von seinem Weg abbringen lässt. Er ist ein treuer Freund, ein guter Ratgeber und ein fairer Partner, der sich um seine Lieben kümmert. Er ist ein Mensch, der sich nicht von Äußerlichkeiten blenden lässt, sondern von inneren Werten. Der Steinbock, der nicht nach dem Schein, sondern nach dem Sein strebt.

Die Vielfalt und Einzigartigkeit der Steinbock-Persönlichkeiten in den verschiedenen Bereichen betonen und repräsentieren nicht die gesamte Bandbreite von Menschen innerhalb dieses Sternzeichens. Jeder Steinbock ist ein Individuum mit einzigartigen Eigenschaften und Talenten.

Was dem Steinbock zugeordnet wird.

Planeten:

Hauptregent: Saturn

Mitregent: Erde (traditionell zugeordnet)

Glückszahlen:

4, 8, 13, 22, 31, 40, 44

Farben:

Dunkelgrün, Braun, Grau

Pflanzen:

Efeu, Zypressen, Bergamotte

Glückssteine:

Onyx, Bergkristall, Schwarzer Turmalin

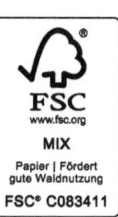

Zeitfracht Medien GmbH
Ferdinand-Jühlke-Straße 7
99095 Erfurt, Deutschland
produktsicherheit@kolibri360.de